LIVRET

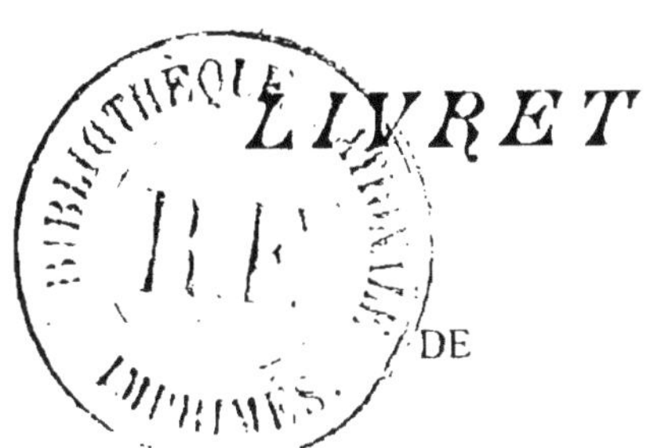

DE

Nom et prénoms

Né le 190 , à heures du

à département

Petite Bibliothèque de " LA JEUNE MÈRE "

Le Livret de Bébé

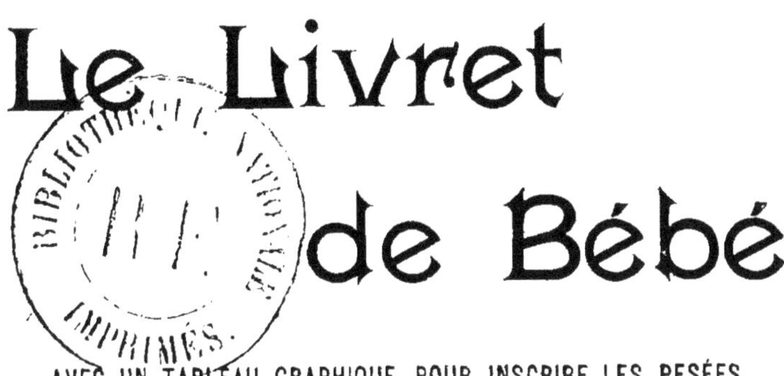

AVEC UN TABLEAU GRAPHIQUE POUR INSCRIRE LES PESÉES

PAR

Le Docteur BARJON

Directeur du journal " La Jeune Mère "

Prix : 1 fr. 50

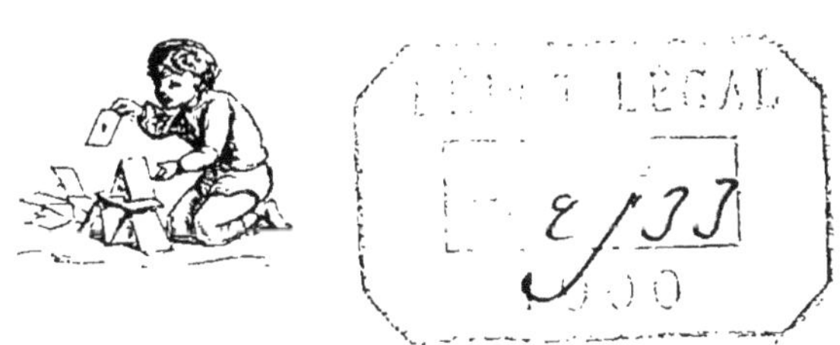

PARIS

PETITE BIBLIOTHÈQUE DE "*LA JEUNE MÈRE* "
Journal d'hygiène de l'enfance
55, RUE DE LA POMPE, 55

1900

AVANT-PROPOS

Ce petit opuscule n'est pas tant un guide pour l'éducation du premier âge qu'un *Livret*, où les parents, soucieux de la santé de leur bébé pendant sa première enfance, peuvent inscrire, au jour le jour, les particularités de cette période si délicate de son existence.

La mortalité excessive du premier âge (plus d'un tiers et près de la moitié), est due surtout aux préjugés et à l'ignorance des règles de l'hygiène.

Savoir exactement la ligne de conduite suivie dans les soins donnés à un nourrisson, c'est pouvoir la modifier le plus rapidement possible, s'il est nécessaire, sur les conseils du médecin, car celui-ci, grâce aux indications inscrites sur le livret, constate du premier coup d'œil la cause de l'erreur et fait apporter les modifications essentielles.

Les conseils contenus dans ce Livret sont un résumé de ce qu'il est utile et même indispensable de faire pour mener à bien l'éducation d'un nouveau-né pendant ses deux premières années; ce sont, ramenés à leurs grandes lignes, les préceptes reconnus aujourd'hui essentiels pour sauvegarder, non seulement, la vie du nourrisson, mais encore sa santé à venir, car de cette première période dépendent bien des maux à échéance plus ou moins éloignée.

Enfin, connaître les règles générales de l'hygiène du premier âge c'est, pour une jeune mère, s'affranchir des mille conseils dont l'accablent infailliblement les personnes qui l'entourent et que celles-ci cherchent à lui imposer avec d'autant plus d'autorité apparente qu'ils ne sont basés que sur l'ignorance et les préjugés.

Puissent ces quelques lignes être méditées par les jeunes mamans, leur éviter tous les tourments et les craintes ne dépendant que de leur ignorance de ce qu'il convient de faire pour la santé de leurs chers enfants, conserver ceux-ci à leur tendresse et donner ainsi à la Patrie des enfants capables d'être un jour des *hommes* !

*
* *

Un tableau graphique accompagne ce *Livret*.

L'inscription régulière des pesées hebdomadaires est la traduction, par la courbe déterminée sur ce tableau, de l'état de santé du bébé.

A la fin de l'opuscule se trouve résumée une observation, recueillie au milieu de beaucoup d'autres à peu près semblables, d'un bébé élevé strictement selon les conseils résumés dans ce *Livret de Bébé* et qui peut servir d'exemple pour les détails utiles à noter.

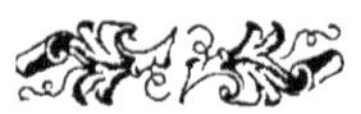

CONSEILS

POUR L'ÉDUCATION DU PREMIER AGE

Alimentation

Allaitement au sein. — L'allaitement constitue la partie la plus importante des soins à donner à un enfant.

L'allaitement maternel est le plus rationnel.

L'allaitement au sein prime tout autre mode d'alimentation du nouveau-né, surtout pendant les deux ou trois premiers mois.

L'allaitement mixte est préférable encore à l'allaitement artificiel.

De la conduite de l'allaitement dépend en grande partie la santé présente de l'enfant et sa santé future ressentira sûrement les bons effets d'un allaitement bien conduit.

La suralimentation, c'est-à-dire l'exagération de la quantité de lait donnée à l'enfant, ou l'usage prématuré d'une nourriture autre que le lait, est l'erreur la plus fréquente et la plus pernicieuse.

La suralimentation tient surtout au défaut de réglementation des tétées : celle-ci est absolument essentielle.

Le nombre des tétées par 24 heures est souvent trop élevé : il y a avantage considérable à les espacer suffisamment.

L'intervalle de deux heures entre deux tétées est reconnu insuffisant pour permettre la digestion complète du lait lorsque l'enfant en prend une quantité normale, surtout dans l'allaitement artificiel.

Pour un enfant sain, tel est le nombre des tétées qui convient le mieux avec la quantité de lait correspondante :

AGE	Intervalle entre les tétées	NOMBRE DES TÉTÉES			QUANTITÉ DE LAIT en 24 heures
		Jour	nuit	24 heures	
					grammes
1 jour				3 ou 4	30 à 40
2 »	3 »	6	1	7	60 à 120
5 »	3 »	6	1	7	200 à 300
8 »	3 »	6	1	7	400 à 500
1 mois	3 »	6	1	7	500 à 600
2 »	3 »	6	1	7	600 à 700
3 »	3 » 1/4	6	1	7	700 à 750
4 »	3 » 1/2	6	1	7	750 à 790
5 »	3 » 1/2	5	1	6	790 à 830
6 »	4 »	5	1	6	830 à 870
7 »	4 »	5	0	5	870 à 910
8 »	4 »	5	0	5	910 à 950
9 »	4 »	5	0	5	950 à 1000

La quantité de lait en 24 heures, divisée par le nombre des tétées, donne la quantité moyenne de chaque tétée.

Dans l'intervalle des tétées il ne faut donner *absolument rien* à l'enfant. Cependant, si l'enfant souffre de la soif on peut lui donner, *mais toujours en très petite quantité* (une ou deux cuillerées à café), de l'eau *bouillie* et sucrée.

L'enfant qui crie dans l'intervalle des tétées, lorsque celles-ci sont suffisantes et le lait normal, ne crie pas par faim, mais pour une autre cause.

Par l'usage des pesées avant et après une tétée il est facile de connaitre quelle quantité de lait a été absorbée.

Si la quantité est normale et si l'enfant n'augmente pas suffisamment de poids, c'est que le lait est de qualité inférieure, ou ne convient pas à l'estomac de l'enfant.

L'état des selles est aussi un signe précieux de la qualité du lait : un lait trop riche n'est pas toujours le meilleur; cela est à observer surtout dans l'allaitement artificiel.

Allaitement artificiel. — L'allaitement artificiel est régi par les mêmes principes sous le rapport du nombre des tétées et de la quantié de lait donnée dans les 24 heures ; l'intervalle entre les tétées doit être surveillé plus scrupuleusement encore que dans l'allaitement au sein.

Le lait d'ânesse est celui qui se rapproche le plus, comme composition, du lait de femme, mais il est d'un usage difficile.

Le lait de vache est généralement employé.

Il mérite d'être corrigé dans sa composition.

Pour le corriger, il est utile de le couper avec de l'eau *bouillie* dans laquelle on fait dissoudre du sucre de lait ou lactose à la dose de 10 grammes pour 100 grammes d'eau.

Les premiers jours on donne un mélange à parties égales de lait et d'eau lactosée.

A partir du 6e ou 8e jour on donne un mélange de deux parties de lait de vache pour une partie d'eau lactosée.

A partir du 6e mois, on donne le lait pur auquel on ajoute un peu de sucre de lait, environ une cuillerée à café pour la valeur d'un biberon.

Le lait se donne à l'aide d'un biberon, ou au verre ou à la cuiller.

Le premier mode est le meilleur parcequ'il oblige l'enfant à tirer et à saliver en tétant.

Le biberon doit être aussi simple que possible : un flacon ordinaire coiffé d'une tétine convient très bien.

Les tubes ou toutes les tétines compliquées sont difficiles à nettoyer et doivent être rejetés.

Le biberon doit être nettoyé, ainsi que la tétine, *de suite* après la tétée.

Le lait doit toujours être donné frais et au besoin stérilisé.

Dans l'impossibilité presque absolue d'avoir dans les villes du lait *récemment* trait pour le stériliser, il convient d'employer un lait stérilisé dans le commerce, d'une marque irréprochable.

A la campagne, la stérilisation peut se faire dans la famille pourvu que le lait ait été trait fraichement.

Allaitement mixte. — L'allaitement mixte consiste à remplacer, en totalité ou en partie, une ou plusieurs tétées au sein par le biberon.

Il comporte, sous le rapport du nombre des tétées ou de la quantité de lait nécessaire à chacune d'elles, les mêmes observations que l'allaitement au sein et l'allaitement artificiel, participant de l'un et de l'autre.

Sevrage. — A partir de 10 mois, un enfant, dont la croissance est normale, plus tard seulement si sa croissance est retardée, peut recevoir d'autre nourriture que le lait exclusif.

On commence par remplacer une tétée, en partie ou complétement, par une bouillie, panade, etc.

Le sevrage doit être progressif : c'est là un point essentiel à observer pour éviter les accidents qu'il pourrait provoquer.

Peu à peu on remplace une seconde tétée par une seconde bouillie ; et ce n'est que vers 15 ou 16 mois qu'on devra se permettre de donner à un enfant *normal* d'autre nourriture. un œuf par exemple, dont on ne donnera d'abord que la *moitié* et une seule fois par jour, ou bien un peu de cervelle de mouton. ..

Les repas ne seront plus qu'au nombre de quatre par jour : tasse de lait ou tétée de 200 grammes environ le matin ; repas plus copieux à midi, panade, 1|2 œuf, croûte de pain, eau bouillie ; tétée ou 200 grammes de lait à 4 heures ; et le soir à 8 heures, bouillie, purée, croûte de pain, eau bouillie.

On évitera les fruits, les crudités. Dans l'intervalle des repas absolument rien ; pas de sucreries.

Croissance

La croissance ne dépend pas tant de la quantité de lait ingéré que de sa bonne digestion.

La régularité de la croissance est le meilleur signe de la qualité de l'allaitement.

Il est indispensable de peser régulièrement un enfant pour surveiller sa croissance.

L'usage des pesées n'a aucun inconvénient. Le préjugé qui les fait rejeter est basé sur la crainte des nourrices de remarquer un retard de croissance.

Les pesées doivent se faire tous les jours pendant les premiers temps ; peu à peu on arrive à les faire tous les huit jours seulement, mais régulièrement.

Un enfant normal perd, pendant les deux ou trois premiers jours, de 100 à 200 grammes, et son poids, le 6e ou 8e jour, égale son poids à la naissance.

L'augmentation quotidienne est en moyenne de :

30 grammes par jour pendant les 3 premiers mois.		
25 »	»	4e et 5e mois.
20 »	»	6e et 7e mois.
15 »	»	8e et 9e mois.
10 »	»	trois derniers mois.

de sa première année.

La taille suit une progression analogue : en moyenne elle augmente de 4 centimètres le premier mois, de 3 centimètres le second mois, de 2 centimètres chacun des trois mois suivants, puis de 1 centimètre par mois, de sorte que la moyenne de l'augmentation est de 20 centimètres la première année.

Un enfant dont l'augmentation de poids dépasse trop sensiblement la moyenne donnée plus haut n'est pas pour cela un enfant bien portant ; généralement suralimenté sa croissance générale est plutôt retardée.

La croissance est basée sur l'ensemble suivant : 1°, progression régulière du poids ; 2°, augmentation de la taille ; 3°, sortie des dents ; 4°, occlusion de la grande fontanelle et 5°, premiers pas.

La grande fontanelle commence à se fermer vers le 6e mois et cette occlusion est complète vers le 15° ou 16e mois ; son retard est un signe de croissance défectueuse.

Un enfant bien portant et normalement nourri commence à marcher vers le 10e mois : les premiers pas effectués à l'âge de 15 ou 16 mois indiquent un retard dans la croissance.

Dentition

La dentition ne doit pas être accusée de tous les méfaits qu'on lui attribue généralement.

C'est un préjugé et une erreur néfaste de croire que la sortie des dents est capable de provoquer des troubles digestifs graves, des convulsions, des bronchites ou des affections de la peau.

Ces divers troubles, quand ils existent, sont sous l'unique dépendance des erreurs commises dans l'alimentation.

Les lésions locales observées sur les gencives à l'occasion des éruptions dentaires proviennent du défaut de propreté des objets portés à la bouche par les enfants ou à la propagation de l'inflammation du reste du tube digestif venue sous l'influence d'une alimentation mauvaise.

Les petits troubles généraux de la santé dépendant de l'éruption des dents ne sont jamais graves s'il n'ont pas une autre cause.

Attribuer aux dents l'origine de ces diverses maladies, c'est méconnaitre leur véritable origine et négliger de la combattre.

Cette erreur d'interprétation et cette négligence sont coupables, étant donné les connaissances médicales actuelles.

La première dentition commence en moyenne vers le 7ᵉ mois pour se terminer vers deux ans à deux ans et demi.

Les dents sortent en général par groupe de deux dents similaires et dans l'ordre suivant :

HAUT

2ᵉ mol.	canine	inc. médianes	canine	2ᵉ mol.
9	7	2	7	9
1ʳᵉ mol.	inc. lat.	inc. lat.	1ʳᵉ mol.	
5	3	3	5	
10	8	1	8	10
2ᵉ mol.	canine	inc. médianes	canine	2ᵉ mol.
6	4	4	6	
1ʳᵉ mol.	inc. lat.	inc. lat.	1ʳᵉ mol.	

BAS

Une dentition trop précoce n'est pas un avantage. Une dentition sensiblement retardée est un signe de mauvaise croissance.

En moyenne, on observe la sortie de 4 dents par trimestre, à partir de 6 mois.

Vêtements

L'usage du maillot tel qu'on le confectionnait autrefois est abandonné.

Les bras doivent être laissés libres et les jambes ne doivent pas être serrées, mais pouvoir s'agiter librement dans un maillot assez *ample* et assez *long*.

La tête ne sera pas, dès que la température le permettra, couverte d'un bonnet, mais couverte seulement pour les sorties.

La robe de nuit sera assez longue pour que, fermée au cou, aux poignets et au-dessous des piéds, l'enfant puisse remuer à son aise sans avoir chance de se découvrir.

L'habillement à l'anglaise doit être préféré le plus tôt possible selon la saison.

Bains. — Toilette

Les soins de propreté ont une grande part dans la santé.

L'enfant sera baigné au moins deux fois par semaine pendant trois à cinq minutes ; le bain quotidien est préférable, car c'est le meilleur moyen de pratiquer la toilette quotidienne indispensable.

Il sera donné à 36° centigrades pour arriver après quelques semaines à 32° seulement, jamais au-dessous.

On peut le donner à n'importe quelle heure du jour, de préférence immédiatement avant l'une des tétées.

La tête sera soigneusement lavée chaque jour comme le reste du corps, à l'eau tiède et même savonneuse, ce qui évitera sûrement les croûtes de lait qui peuvent être très préjudiciables à la pousse des cheveux.

Les gourmes, croûtes de lait, les poux sont nuisibles à la santé, loin de lui être utiles comme le veut un absurde préjugé.

Sorties

Le séjour à l'air est favorable même aux très jeunes enfants et il est bon de les habituer le plus tôt possible, convenablement vêtus, à l'influence de l'air extérieur.

De la saison dépend la première sortie qui doit se répéter tous les jours sauf par les temps de pluie abondante, de tempête, ou de froid excessif.

Le séjour au soleil est surtout favorable.

Le Coucher

L'enfant ne doit *jamais* être couché dans le lit de sa mère ou de sa nourrice qui pourrait l'étouffer en dormant, mais dans son berceau.

Le berceau est placé dans une chambre aussi claire et aérée que possible et permettant au soleil de pénétrer largement ; il doit être en fer de préférence et facile à nettoyer assez élevé et assez profond pour empêcher l'enfant de tomber en s'agitant.

Un ou deux paillaissons, faits d'un sac de toile rempli de varech, ou de feuilles de fougères ou de balle d'avoine, et un oreiller demi-circulaire le composent. Un feutre absorbant les recouvre. Ce feutre est séché chaque fois qu'il a été mouillé et la composition des paillassons changée tous les mois.

Un drap, une couverture en coton ou en laine recouvrent l'enfant et un édredon est ajouté au besoin.

Il faut craindre la trop grande chaleur, comme le froid, pour l'enfant. Des cruchons d'eau chaude peuvent être utiles au début.

Les rideaux sont légers et ne doivent jamais empêcher l'air de circuler.

Il ne faut pas donner à l'enfant l'habitude d'être bercé, mais celle de s'endormir spontanément, non sur les bras, mais dans son berceau.

Les Cris

L'enfant crie pour de nombreuses raisons, et non pas toujours parce qu'il a faim, comme on le croit si souvent.

Il crie parce qu'il a froid ou trop chaud, parce que son maillot a été mal appliqué, qu'une épingle le blesse, parce qu'il est mouillé, parce qu'il est gêné par une digestion pénible, tétée trop copieuse, nourriture indigeste..., parfois parce qu'il a soif, parce qu'il a sommeil.

La faim est très rarement la cause des cris, sinon lorsque l'heure d'une tétée approche, étant donné que les tétées sont scrupuleusement réglées.

Donner le sein ou le biberon à un enfant pour calmer ses cris, ne lui donnât-on que quelques gorgées, en dehors de ses tétées réglementaires, c'est provoquer une indigestion, un état dyspeptique de l'estoma qui amènera de nouveaux cris, et cette habitude a pour résultat néfaste de produire des troubles digestifs sérieux, la diarrhée, les vommissements, la dilatation de l'estomac, l'amaigrissement, le retard de la croissance, des éruptions cutanées, les convulsions, le rachitisme, etc.

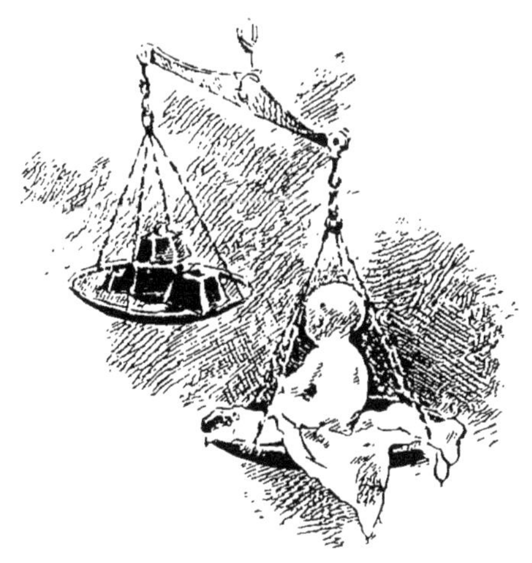

DATE de la NAISSANCE 20 Janvier 1898

MOIS | Février | Mars | Avril | Mai | Juin | Juillet | Août | Septembre | Octobre | Novembre | Décembre | Janvier 1899 | Février | Mars | Avril | Mai | Juin

TAILLE | POIDS

0"90 — 100
0"85 — 12 Kil.
0"80 —
0"75 — 11 Kil.
0"70 — 500
0"65 — 10 Kil.
0"60 — 500
0"55 — 9 Kil.
0"50 — 500
0"45 — 8 Kil.
0"40 —
0"35 — 7 Kil.
 — 6 Kil.
 — 5 Kil.
 — 4 Kil.
 — 3 Kil.

EXEMPLE :

Résumé d'une observation prise avec soin, avec tableau graphique correspondant, d'un enfant nourri au sein.

AGE	POIDS	TAILLE	OBSERVATIONS
1 Jour	3 k. 600	0ᵐ,50	Dès le second jour, tétée toutes les 3 heures, une fois la nuit, 7 tétées par 24 heures.
1 Semaine	465		Dans la nuit du 4ᵉ au 5ᵉ jour suppression du
2	680		lait de la nourrice, revenu le lendemain progres-
3	800		sivement (due à l'alimentation trop carnée de la
4	4 020	0ᵐ.55	nourrice arrivée de la campagne depuis dix jours).
5	230		Moyenne de la quantité de lait absorbé à chaque
6	440		tétée vers le 10ᵉ jour : 65 grammes. Bain chaque
7	610		jour, tiède, de 3 à 5 minutes.
8	815	0ᵐ,59	Le 15 mars (8ᵉ semaine), diminution du lait de la nourrice (retour des règles). Moyenne des tétées : 50 grammes (au lieu de 85 à 90 grammes les jours précédents). Quantité de lait remplacée par de l'eau bouillie sucrée (quatre ou cinq cuillerées à café); pas de lait stérilisé ou autre.
9	5 010		Le 18 mars, changement de nourrice. Moyenne des tétées : 95 grammes.
10	190		A partir du 1ᵉʳ avril un intervalle minimum de
11	395		3 heures et quart est laissé entre les tétées :
12	700	0ᵐ,62	7 tétées par 24 heures.
13	960		A partir du 20 avril intervalle de 3 h. 1/2
14	6 100		entre les tétées : 7 tétées par 24 heures, parfois
15	220		6 seulement. Moyenne des tétées : 110 grammes.
16	490		
17	700	0ᵐ,64	
18	900		
19	7 115		A partir du 22 mai, intervalle de 3 h. 3/4
20	300		entre les tétées (6 ou 7 par 24 heures). Moyenne
21	450		des tétées : 125 grammes.
22	610	0ᵐ,67	A partir du 25 juin, intervalle de 4 heures
23	720		entre les tétées : 5 tétées le jour et 1 la nuit.
24	960		Pendant la 23ᵉ semaine, léger rhume, suppres-

AGE	POIDS		TAILLE	OBSERVATIONS
25	8	040		sion des bains quotidiens et des sorties pendant quatre jours.
26		130		
				Commence vers la 26ᵉ semaine à se tenir sur ses jambes. Léger érythème des fesses (sans diarrhée), cédant facilement à des bains ami-donnés ou à l'application de colle à l'oxyde de zinc.
27		370	$0^m,69$	A partir du 30 juillet, suppression de la tétée de la nuit : 5 tétées par jour ; 7 heures et 11 heures du matin ; 3 heures, 7 heures et 11 heures du soir.
				Tétées de 170 à 180 grammes. Disparition complète de l'érythème.
28		450		Le 8 août, sortie de la première dent, incisive médiane inférieure gauche ; le 16, sortie de la seconde incisive médiane inférieure, sans aucun trouble de la santé, sauf un léger énervement.
29		500		
30		605		
31		650		
32		720		Le 3 septembre : vaccine. Règles abondantes de la nourrice. Légère diminution de poids sous cette double influence.
33		710		
34		740		
35		800		Le 18 septembre, sortie de l'incisive supé-rieure médiane droite, et trois jours après, de l'incisive gauche.
36		900	$0^m,72$	
37		980		
38	9	100		Le 2 novembre, incisive latérale supérieure droite et 10 novembre, incisive supérieure gau-che.
39		210		
40		200		
41		210		A partir du 20 novembre, à 11 heures, le matin, une bouillie (panade ou semoule au lait', complétée par une tétée variant de 60 à 100 gr.
42		250		
43		300		
44		330		
45		400	$0^m,73$	Le 29 novembre, premiers pas sans aucun soutien.
46		390		
47		460		A partir du 20 décembre, bouillie, à 11 heures du matin et à 7 heures du soir, complétées par tétées au sein.
48		540		
49		680		
50		700		
51		760		
52		840		
53		980	$0^m,75$	
54	10			

AGE	POIDS		TAILLE	OBSERVATIONS
55	10	090		
56		200		Le 15 janvier, sortie de l'incisive latérale infé-
57		300		rieure droite et le 28, sortie de l'incisive latérale
58		290		gauche.
59		300		A partir de la fin de janvier les bouillies sont
60		420		données plus abondantes et complétées même
61		490	$0^m, 77$	par du lait au sein
				A 13 mois et demi trois bouillies et deux
				tétées au sein
62		500		A partir du 1ᵉʳ avril quatre repas par jour :
63		600		le matin à 7 heures, tétée de 200 grammes en-
64		700		viron ; à midi, on ajoute à la panade ou à la
65		700		bouillie, tantôt la moitié d'un œuf à la coque,
66		780		tantôt un peu de cervelle de mouton avec,
67		900		comme boisson, un peu d'eau bouillie ; à 4 heures,
68	11	080		tétée de 200 grammes environ et à 8 heures,
69		110		panade ou bouillie.
70		200		
71		290		
72		395		

Remarques : Alimentation exclusive au sein jusqu'à 10 mois ; tétées espacées d'abord de 3 heures, puis, *progressivement*, de 4 heures, par conséquent pas de suralimentation et, par ce fait, croissance rapide surtout pendant les six premiers mois ; croissance absolument régulière et relativement précoce ; dilatation de l'estomac évitée, sommeil toujours calme et régulier, malgré la vivacité continuelle de l'enfant à l'état de veille ; les moindres troubles observés du côté de la peau ou des selles sont modifiés par la diminution du nombre des tétées, toujours rigoureusement réglées ; hygiène générale surveillée, bains quotidiens, sorties aussi fréquentes que possible ; teint rosé, vivacité et gaieté continuelles de l'enfant. Alimentation de la nour- rice composée surtout de pâtes et de farineux, de peu de viande, sans exclusion d'aucun aliment, et de peu de boissons alcooliques (1/2 litre de vin ou 1 litre de bière au maximum par jour).

DATE	AGE	POIDS	TAILLE	OBSERVATIONS
	Semaine			
	Semaine			

DATE	AGE	POIDS	TAILLE	OBSERVATIONS
	Semaine			
	Semaine			

DATE	AGE	POIDS	TAILLE	OBSERVATIONS
	Semaine			
	Semaine			

DATE	AGE	POIDS	TAILLE	OBSERVATIONS
	Semaine			
	Semaine			

DATE	AGE	POIDS	TAILLE	OBSERVATIONS
	Semaine			
	Semaine			
	Semaine			

DATE	AGE	POIDS	TAILLE	OBSERVATIONS
	Semaine			
	Semaine			

DATE	AGE	POIDS	TAILLE	OBSERVATIONS
	Semaine			

DATE	AGE	POIDS	TAILLE	OBSERVATIONS
	Semaine			
DATE	AGE	POIDS	TAILLE	OBSERVATIONS
	Semaine			

DATE	AGE	POIDS	TAILLE	OBSERVATIONS
	Semaine			
DATE	AGE	POIDS	TAILLE	OBSERVATIONS
	Semaine			

DATE	AGE	POIDS	TAILLE	OBSERVATIONS
	Semaine			
	Semaine			
DATE	AGE	POIDS	TAILLE	OBSERVATIONS
	Semaine			

D	DATE	AGE	POIDS	TAILLE	OBSERVATIONS
		Semaine			
		Semaine			

DATE	AGE	POIDS	TAILLE	OBSERVATIONS
	Semaine			
	Semaine			

La Jeuɲe Mère

OU L'ÉDUCATION DU PREMIER AGE

Journal d'hygiène physique et morale de l'Enfance

Fondé en 1873, par le Docteur BROCHARD, ✻

D' BARJON, Directeur

La Jeune Mère, est un journal de famille, qu'il ne faut pas confondre avec les nombreux journaux de réclame, donnant, sous une apparence scientifique, les conseils intéressés d'un fabriquant de tel ou tel produit, afin d'exploiter la confiance publique sous un prétexte humanitaire.

La Jeune Mère, journal fondé en 1873, a pour but de combattre la mortalité considérable des nourrissons en montrant à la mère les préjugés et les erreurs, causes de la grande mortalité infantile (un tiers pendant la première année), et en lui donnant les conseils d'hygiène indispensables pour sauvegarder la santé de ses enfants.

La Jeune Mère, paraît deux fois par mois, en édition de luxe, et forme à la fin de l'année un superbe volume de 300 pages, contenant des articles d'hygiène et d'éducation de l'enfance (grossesse, allaitement, hygiène physique et morale, maladies de la première et de la seconde enfance), des articles de mode pratique, des petits romans ou nouvelles, des histoires sans paroles et des dessins-devinettes... et offre en outre à ses abonnées diverses Primes gratuites.

ABONNEMENTS { France. . . 6 fr. par an.
{ Étranger . . 8 fr. par an.

DIRECTION : 118, Avenue Victor-Hugo.

ADMINISTRATION : 55, Rue de la Pompe, 55

PARIS

Imp. de *La Jeune Mère*, 55, rue de la Pompe, PARIS.